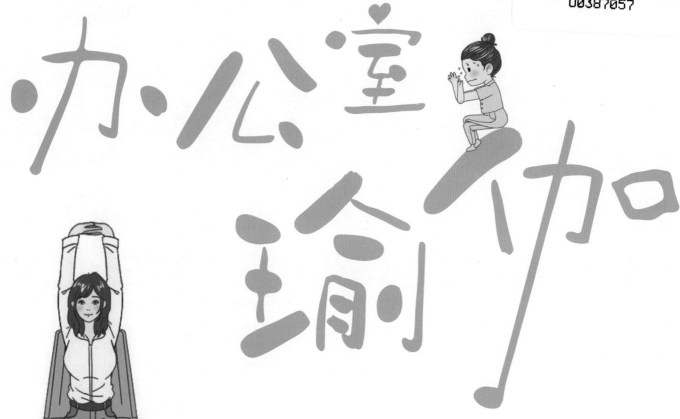

办公室瑜伽

ZING YOGA&PILATES
联合创始人 **赵 璇** —— 主编

吉林科学技术出版社

图书在版编目（CIP）数据

办公室瑜伽 / 赵璇主编 . -- 长春 : 吉林科学技术
出版社 , 2024.8. -- ISBN 978-7-5744-1709-0

I. R161.1

中国国家版本馆 CIP 数据核字第 2024NX2215 号

办公室瑜伽
BANGONGSHI YUJIA

主　　编	赵　璇
出 版 人	宛　霞
策划编辑	穆思蒙　王聪会
责任编辑	张　超
内文设计	上品励合（北京）文化传播有限公司
封面设计	陈保全
幅面尺寸	240 mm × 226 mm
开　　本	12
字　　数	60 千字
印　　张	5
印　　数	1~6 000 册
版　　次	2024 年 9 月第 1 版
印　　次	2024 年 9 月第 1 次印刷
出　　版	吉林科学技术出版社
发　　行	吉林科学技术出版社
地　　址	长春市福祉大路 5788 号出版集团 A 座
邮　　编	130118
发行部电话 / 传真	0431-81629529 81629530 81629531
	81629532 81629533 81629534
储运部电话	0431-86059116
编辑部电话	0431-81629380
印　　刷	长春百花彩印有限公司
书　　号	ISBN 978-7-5744-1709-0
定　　价	39.90 元

如有印装错误 请寄出版社调换

瑜伽入门课程

看小白视频课，
助你轻松开启瑜伽之旅。

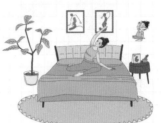

趣味瑜伽测试

测一测，
你对瑜伽的了解有多少。

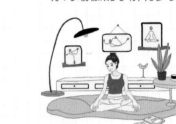

云端
瑜伽疗愈馆
扫码进入

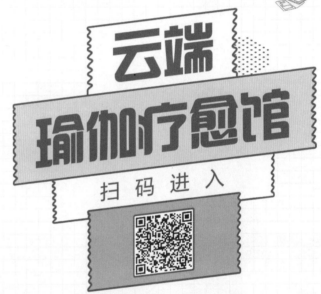

练习注意事项

掌握瑜伽要领，
安全练习每一步。

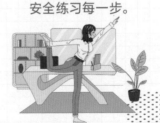

身心疗愈瑜伽

在瑜伽的引领下，
感受身心的平衡。

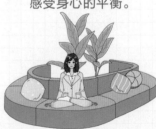

目 录

在办公室也能尽情练瑜伽
工作 1 小时，瑜伽 5 分钟

6　眼睛保健
8　肩颈有点儿硬　　头部放松操｜双手背部伸展式｜幻椅式变体｜牛面手式
10　手腕有点儿疼
12　腰背酸痛　　坐姿脊柱伸展｜坐姿脊柱扭转｜坐姿抱膝靠胸｜固肩拉背放松
14　调整骨盆突出　　椅子抻腿｜燕子飞｜臀桥
16　腿脚僵直　　坐姿压腿｜坐姿抱腿｜坐姿海星式

午休时间，轻松享"瘦"半小时

18　甩掉蝴蝶袖　　坐姿纤臂操｜站式纤臂操
22　努力让肩膀变"单薄"　　椅上瘦肩操｜手臂支撑身体上下｜拉臂沉肩
25　侧腰不再肉乎乎　　侧卧抬腿｜椅上抬侧腰｜平板侧支撑｜坐式侧伸展｜扭转操
30　游泳圈不见了　　坐姿腰腹操｜侧身支撑抬腿｜站姿展臂抬腿
34　臀部更紧致　　舞者式｜站姿腿弯举｜站式拉弓｜下蹲式｜坐式紧臀操
38　漫画腿练出来　　女神式｜坐姿拉弓式｜下犬单抬腿｜纤腿操

力量瑜伽 10 分钟，体态美出新高度

42　提升腰背肌力　　眼镜蛇式｜眼镜蛇式升级版
44　加强上肢力量　　四柱式｜一半的四柱式俯卧撑｜莲花坐支撑
46　收紧下肢肌群　　树式第一式｜树式第二式｜风吹树式｜简易版风吹树式｜平衡树式
50　加强腹部核心　　虐腹操｜虎式的变式｜平板展臂｜单腿弓步站立｜双手抱头体前屈｜滑雪步｜仰卧抬腿

拉伸 2 分钟，舒缓一整天

54　靠墙拉伸｜腿脚拉伸｜蹲起拉伸｜腰背舒缓操｜腿后侧拉伸｜椅上拉伸腰腿｜坐伸展式

在办公室也能尽情练瑜伽

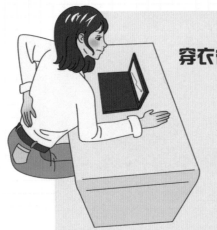

穿衣得体，每天出入写字楼的白领着实让人羡慕，可是你可知道……

白领整天坐在办公桌前，下背部弯曲，肌肉长期处于拉长受力状态，形成劳损，腰椎间盘受力不均，受到挤压，坐久了容易腰疼。

白领的腰、腹、臀部的肌肉老化，肌力不均，特别容易出现骨盆前倾的问题。

白领的肌肉缺乏收缩和舒张的交替性活动，导致下肢静脉血液不易回流，血流缓慢，从而造成静脉血栓，容易引发下肢酸胀、水肿、麻木等不适症状。

白领持续低头，身体前后的肌力很容易不平衡，经常呈肩前引、头前伸的体态，于是经常出现肩颈酸疼、上背部酸痛、头晕等症。

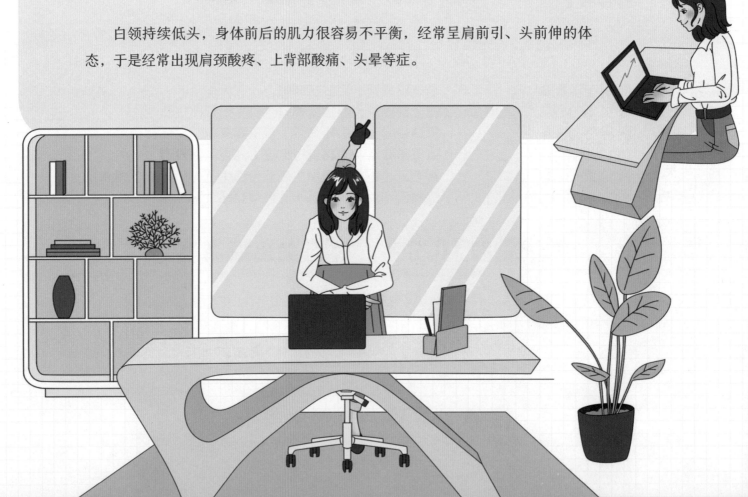

4

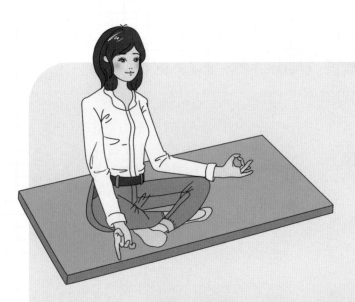

白领的工作状态还会引起其他问题。长时间工作，眼睛容易疲劳；缺乏运动，消化不良，身材容易走样；工作太专注，保持同一姿势太久，容易全身僵硬等。

健身！减压！瘦身！在办公室的方寸之地就可以做到。

你想在工作之余锻炼出肌肉吗？办公室瑜伽可以帮你做到！

你想练出匀称好身材吗？办公室瑜伽也可以帮你做到！

你想舒缓紧张的工作压力吗？办公室瑜伽仍然可以帮你做到！

你不想让身体不适纠缠你吧？办公室瑜伽同样对你有帮助！

但是，做办公室瑜伽还是要注意一些细节。

练习瑜伽前应做好简单的热身，衣服穿着宜宽松舒适。

饭后 1 小时后才可以进行瑜伽练习。

从基础呼吸法开始，深深地吸气，缓缓地呼出。

从简单的体位开始，动作要缓慢。

所有体式的姿势要舒展、放松，不要让肌肉和关节绷着。

难度较高的动作要量力而行，不要勉强自己，但动作要到位。

瑜伽结束后可以小口少量喝水润喉，不宜大量喝水，以免给心脏造成负担。

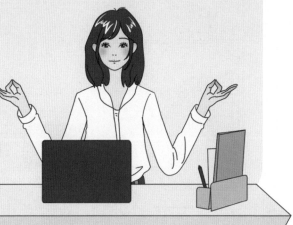

工作1小时，瑜伽5分钟

工作1小时，眼睛、肩膀、颈椎、手腕、腰部、腿脚都需要适当活动了。这套瑜伽动作只需5~10分钟，就可以有效缓解肌肉僵硬，促进血液循环，恢复活力。

1

体式功效：眼睛也需要做个瑜伽，眨眨眼睛、温暖眼球、转动眼球……都可以改善眼睛干涩、紧张、发痒等不适。

注意事项：每一个动作坚持到双眼感觉疲劳为止。

眼睛保健

1-1
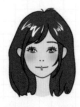
睁大双眼，直视前方。

1-2
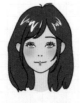
眼珠往眼睛顶部移动，聚焦眉心，保持5~10秒。

1-3
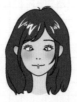
重新直视前方，再将双眼聚焦于鼻尖，保持5~10秒。

1-4
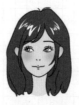
再次回到直视前方，双眼尽量往右看，保持5~10秒。

1-5
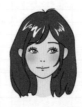
再尽量往左边看，保持5~10秒。

1-6
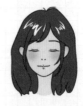
闭上眼睛，让眼珠顺时针转动两圈，再逆时针转动两圈。

1-7
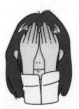
将掌心搓热，轻轻地覆盖在闭合的眼睛上，掌跟紧贴眼睛下方，保持30秒。

练习次数：8~10次

难度系数：★

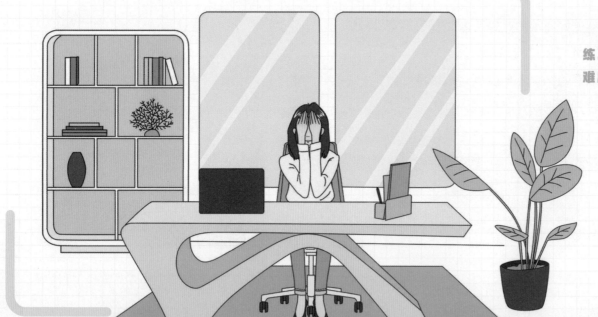

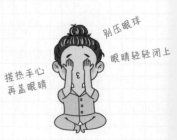

别压眼球

眼睛轻轻闭上

搓热手心再盖眼睛

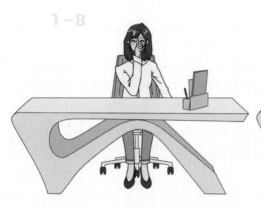

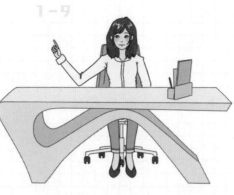

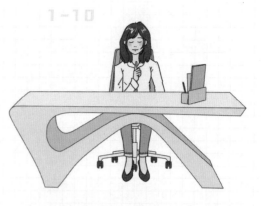

右手食指放在鼻前眼睛水平位置，配合呼吸，右手慢慢向前方移动，再慢慢还原。眼睛始终盯着右手食指，练习15~20次。

配合呼吸，右手食指向右侧横向移动，再慢慢还原，眼睛跟着右手食指移动，练习15~20次后换左边。

伸出右手食指，呼气，食指慢慢向下移动，视线跟着食指向下移动；吸气，右手食指向上移动，视线跟着右手食指向上移动，练习15~20次。换左手做同样的动作，练习15~20次。

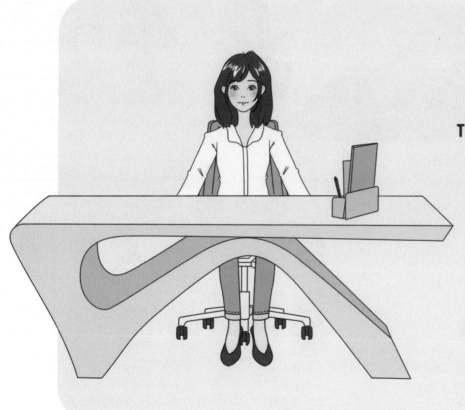

TIPS：你的眼睛需要热敷还是冷敷

　　一般而言，如果你的眼睛干涩，有类似感染的症状出现时，需要热敷。

　　如果眼睛发痒、发红、有异物感、分泌物增多，有类似过敏、发炎的症状出现时，则需要冷敷。

肩颈有点儿硬

练习次数：2~5 次
难度系数：★

头部放松操

体式功效：有效改善因斜方肌紧张造成的肩胛周围局部疼痛，还有利于改善因持续提肩造成的肩胛提肌缩短，继而引发的头部僵硬无法扭转。

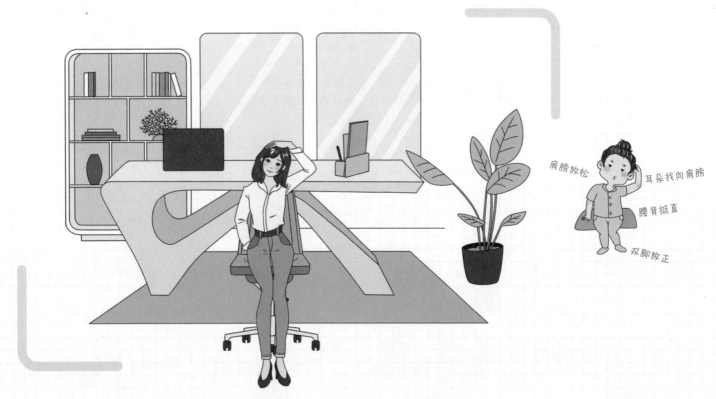

肩膀放松
耳朵找向肩膀
腰背挺直
双脚放正

1-1	1-2	1-3	1-4

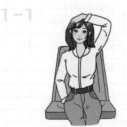

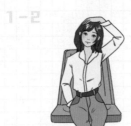

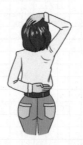

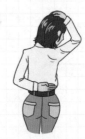

右手手掌向下，坐在身下，右侧肩部不要耸肩，背部挺直，左手绕过头顶，放在头部右侧。

将头拉向左侧，左侧耳朵尽量靠近左侧肩膀，充分拉伸斜角肌，保持 15~30 秒。回正，再换另一侧练习。

左手背在身后，左肩不要耸起，右手置于头顶，背部挺直。

头部向右扭转 45 度，微微低头，眼睛看向地面，右手轻轻将头向右下方拉，保持 15~30 秒。回正，换另一侧练习。

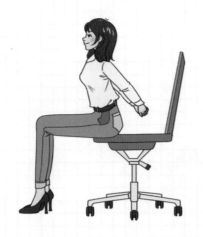

2 双手背部伸展式

体式功效：缓解颈部肌肉紧张和僵硬，扩展胸椎，顺畅呼吸，改善含胸驼背的体态。

注意事项：肩前侧较紧的朋友，可以用双手扶着椅子的靠背做伸展运动。

坐在椅子的前三分之一处，双手在背后十指交叉相握，伸直手臂，将两肩胛骨向中间靠拢，保持15~30秒。

3 幻椅式变体

体式功效：伸展颈部和手臂，放松肩部，缓解肩颈肌肉的紧张和疼痛。

注意事项：每次吸气，尽量向上延展手臂。

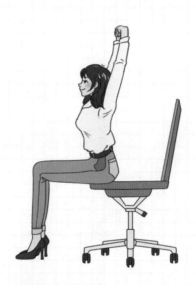

坐在椅子的前三分之一处，摆正骨盆，双手在胸前十指相扣。呼气，手掌向前推，伸直手臂；吸气，手臂伸展向上，保持15~30秒。

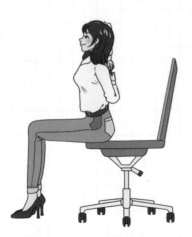

坐在椅子的前三分之一处，吸气时，将右手臂伸展向上，呼气时曲肘，并将右手下压至向两肩胛骨之间，再用左手抓右手，保持15~30秒。还原，换另外一侧。

4 牛面手式

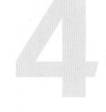

体式功效：缓解肩颈及背部肌肉的僵硬和紧张。

注意事项：如果双手无法抓握在一起，可以用毛巾辅助。

手腕有点儿疼

练习次数：2~5 次
难度系数：★★

1

体式功效：放松腕部肌腱，灵活手腕，缓解手腕疼痛、酸胀等不适。

注意事项：翻转手掌或者拉伸手腕时，尽力而为，不要勉强。

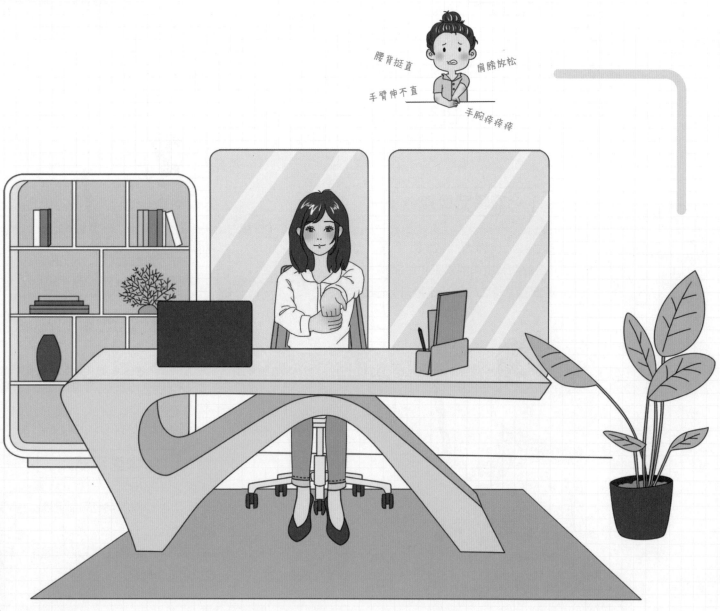

腰背挺直

肩膀放松

手臂伸不直

手腕疼疼疼

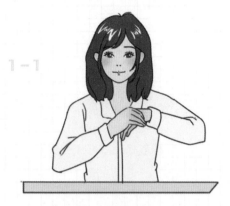

左手屈腕，右手掌心贴于左手手背，将左手手腕按压 5 秒左右。

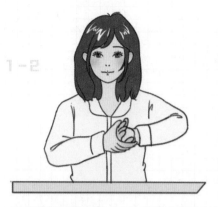

左手臂旋转掌心朝外，右手掌心贴于左手手背，带动整个手臂向身体方向拉伸 5 秒左右。

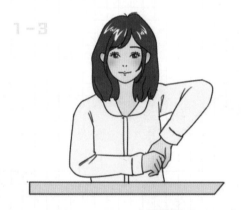

左手臂旋前，掌心向外，右手握住左手，帮助手腕尽量向上翻转，然后推向身体左侧拉伸 5 秒左右。

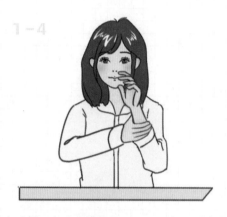

右手握在左手腕横纹下 2~3 寸肌腱处（中医内关穴位置），左手腕前后活动 10 次。

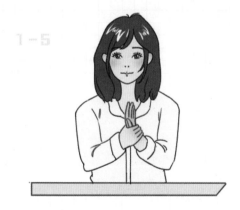

左手立于胸前，手臂旋转，掌心朝外。右手掌心紧贴左手背与手腕连接处，用力带动左臂向外微旋拉伸 5 秒左右。

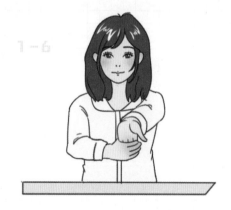

伸出左手，掌心朝上，右手手指附于左手手指处，带动掌心朝外翻的同时伸直左臂坚持 5 秒。

腰背酸痛

练习次数：3~5次
难度系数：★★★

体式功效：改善脊椎的血液流通，保养脊柱，缓解背部疼痛和酸胀。

注意事项：不要用力收腹，拱背时后颈部要放松，不要使劲绷着。

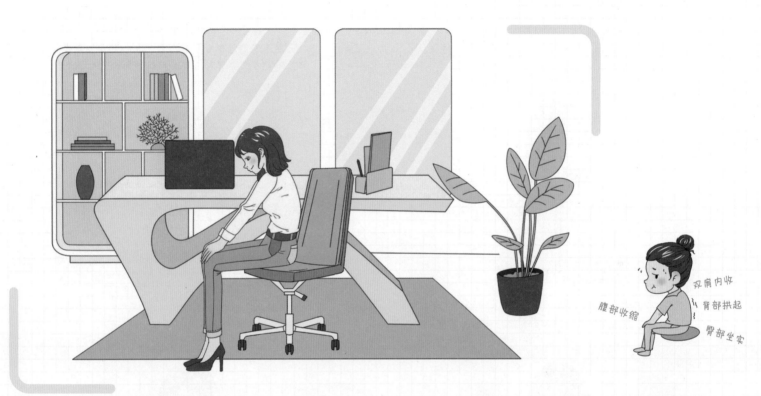

双肩内收
腹部收缩
背部拱起
臀部坐实

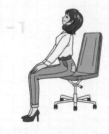

1-1

坐在椅子上，小腿垂直于地面，双脚、膝盖与髋同宽，双手放在膝盖上方，吸气，双肩向后打开，头部微微后仰，保持5~10秒。

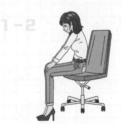

1-2

呼气，双肩向前收，拱腰、拱背，眼睛看向地面，保持5~10秒。

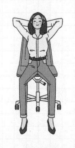

1-3

双脚打开与髋同宽，双手在脑后交握。吸气，收紧腹部，仰头拉伸整个脊柱，保持5~10秒。

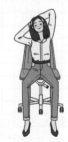

1-4

呼气，躯干略向右侧弯，眼睛看向右斜上方，保持5~10秒。回正，换另一侧练习。

坐姿脊柱扭转

2

体式功效：有利于缓解腰背酸痛，保养脊柱。

注意事项：腰背一定要挺直，不要塌腰。

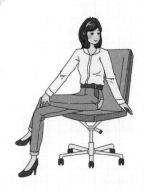

坐在椅子上，腰背挺直，左腿搭在右腿上。呼气，头、腰部向左侧扭转，右手放在左膝盖上，左手臂伸直，保持5~10秒。回正，换另一侧练习。

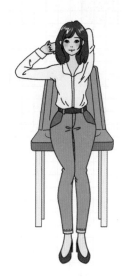

坐在椅子上，两手十指交叉，掌心托住后脑勺，打开两肩和胸腔。呼气，将一侧手肘拉向脑后，另一只手向下拉伸上面那只手臂，保持3~5秒，换另一侧练习。

坐姿抱膝靠胸

3

体式功效：改善久坐引起的腰部酸痛不适，缓解疲劳。

注意事项：大腿尽量靠近腹部，时刻保持腰背挺直。

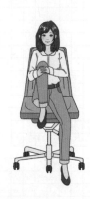

臀部后侧、腰背贴紧椅背，右脚轻轻贴在椅子上，双手在右膝前交握。呼气，双手发力将右膝拉向胸口，右大腿前侧靠近腹部，保持5~10秒。还原，换另一侧练习。

固肩拉背放松

4

体式功效：锻炼肩颈的同时，可以很好地放松背部，改善背部的酸痛不适。

注意事项：如果双手不能在后脑勺交叉相扣，可以借助毛巾练习。

调整骨盆突出

练习次数：2~5 次
难度系数：★★★

体式功效：通过伸展腿部肌肉，调整骨盆位置。

注意事项：使椅子位置固定。可以在椅子上放一个垫子，避免椅子太硬引起腰部不适。

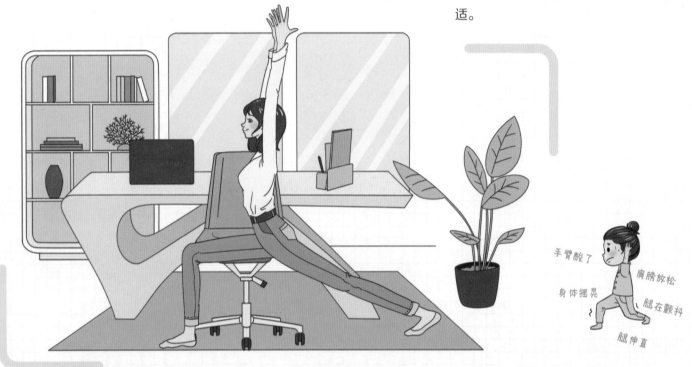

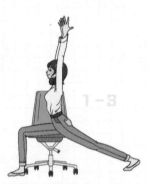

手臂酸了
肩膀放松
身体摇晃
腿在颤抖
腿伸直

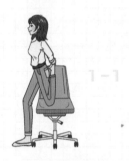

1-1

找一张高度大概在膝盖下端的椅子，挺直腰杆，将左腿膝盖跪在椅子上，再用左手抓住左脚往屁股靠拢，停留约10秒再换另一侧做同样动作。

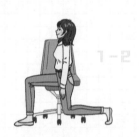

1-2

右腿向前跨一大步，大腿搭在椅子的一角，小腿与大腿垂直。左腿屈膝，脚尖着地，双手放在身体两侧自然下垂，腰背挺直，目视前方。

1-3

吸气，双臂举过头顶，左腿向后蹬直。呼气，肩膀下沉。停留5秒，再将手臂放回身体两侧。

2

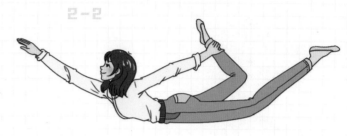
燕子飞

体式功效：增强腰背肌肉的力量，有效改善骨盆前倾。

注意事项：自然呼吸，不要憋气。

2-1

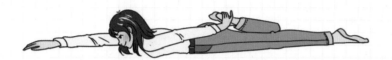

趴在沙发或瑜伽垫的上面，双手放在身体两侧，调整呼吸，弯曲右膝，左手抓住右脚脚踝，右手臂向前伸出，调整呼吸。

2-2

吸气，抬起双手和双脚，停留5~10秒，慢慢还原。调整呼吸，另一侧做同样的动作。

3

臀桥

体式功效：舒展骨盆和髋关节，缓解肌肉过度紧绷，改善骨盆前倾。

注意事项：确保臀部和腹部肌肉在运动时处于收紧的状态。

3-1

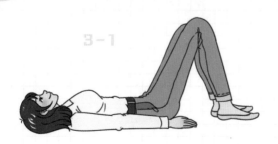

仰卧在沙发或瑜伽垫的上面，膝盖弯曲，双脚放平，手臂放在身体两旁。

3-2

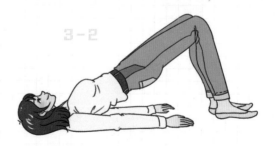

抬起臀部，双脚踩实，直到背部也抬起，保持5~10秒。

腿脚僵直

练习次数： 2~5 次
难度系数： ★

体式功效：锻炼腰腿部肌肉，改善腿麻、腿痛、肌肉僵直等不适。

注意事项：全程不可以让背部拱起，会有损脊柱健康。

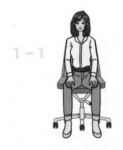

1-1

端坐在椅子上，膝盖分开与髋同宽。吸气，向上拉长脊椎。

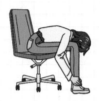

1-2

呼气，上半身向前、向下屈体直至贴紧大腿，头和肩膀向地板下降时，手放在小腿、脚踝或地板上，保持 5~10 秒。

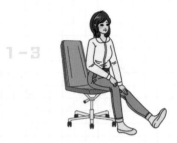

1-3

上半身还原，左腿向前伸展，脚尖朝上。身体前屈下压，直到左腿感到轻微拉伸。保持 3~5 秒，再换另一侧练习。

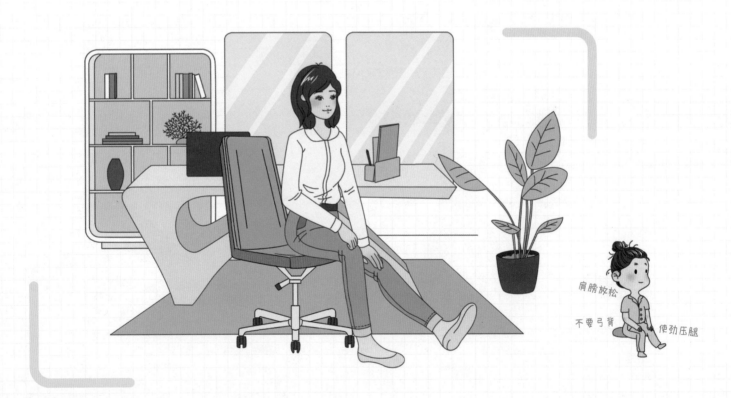

肩膀放松
不要弓背
使劲压腿

2

坐姿抱腿

体式功效：拉伸大腿内侧，塑造腿部线条，加速腿部血液流动，舒缓静脉曲张。

注意事项：上半身一定要保持挺直。

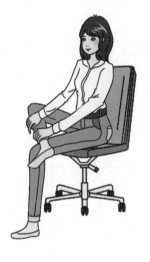

2-1

坐在椅子上，腰背挺直，右腿放在左腿上，调整呼吸。

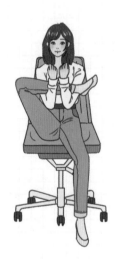

2-2

左腿踮起脚尖，双手抱住右腿向胸前抬起。保持5~10秒，换另一条腿练习。

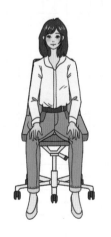

3-1

端坐在椅子上，双脚分开与肩同宽，双手放在大腿或者膝盖上，深呼吸，拉长脊柱。

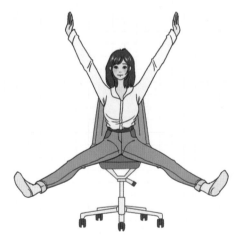

3-2

吸气，双手臂伸向两侧斜上方，伸展手指，同时双腿伸直，保持5~10秒。

3

坐姿海星式

体式功效：拉长、伸展双腿和手臂，改善腿麻、脚麻等问题。

注意事项：打开双腿和双手手臂时，身体略微后仰，以便保持身体平衡。

17

午休时间，轻松享"瘦"半小时

这里介绍的是一些有针对性的瘦身瑜伽体式，而且都是坐在椅子上的瑜伽动作。从手臂和肩膀开始，从上到下，一直练到腿和脚。

甩掉蝴蝶袖

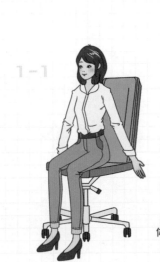
1-1

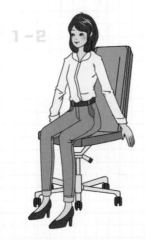
1-2

端坐在椅子上，双手手臂置于身体两侧，上下来回翻转手臂和手掌。

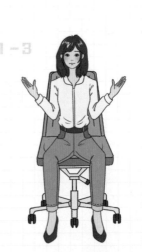
1-3

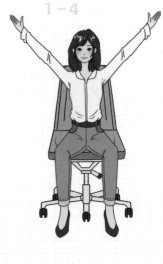
1-4

继续端坐，在身体两侧曲手臂，吸气，向上伸直手臂，呼气，放下手臂。

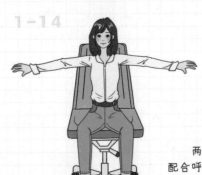
1-14

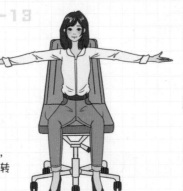
1-13

两手臂侧平举，配合呼吸，上下翻转手掌和手臂。

坐姿纤臂操

1

体式功效：活动手臂，使手臂越来越纤细，还能缓解肩膀不适。

注意事项：腰背挺直，配合呼吸，动作到位。

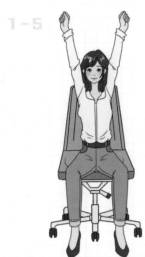

1-5

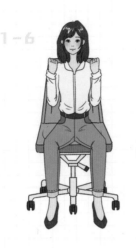

1-6

回到原始状态。双手握拳，两小臂向上弯曲，吸气，向上举起双臂，呼气，放下双臂。

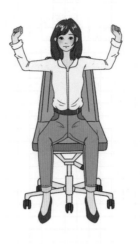

1-7

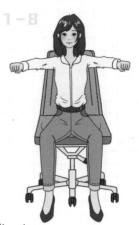

1-8

双手握拳，大臂侧平举，小臂与大臂呈直角，配合呼吸，前后摇臂，就像招财猫一样。

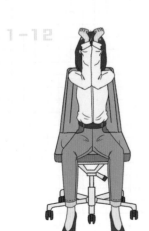

1-12

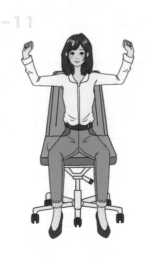

1-11

握拳，大臂与小臂还是呈直角，从身体两侧向前侧移动，再向两侧打开做扩胸动作，注意配合呼吸。

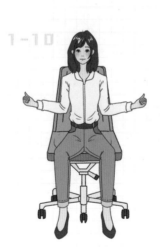

1-10

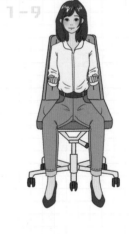

1-9

双手握拳，大臂夹紧上身躯干，小臂与大臂垂直，配合呼吸，小臂从身体前侧向两侧水平移动，保持动作15~20秒。

站式纤臂操

2

体式功效：可以改善脖子前倾、圆肩、富贵包等问题，还能缓解肩颈酸痛不适。

练习次数： 2~5 次

难度系数： ★ ★

注意事项：腰背挺直，双肩放松，动作舒展，臀部夹紧。

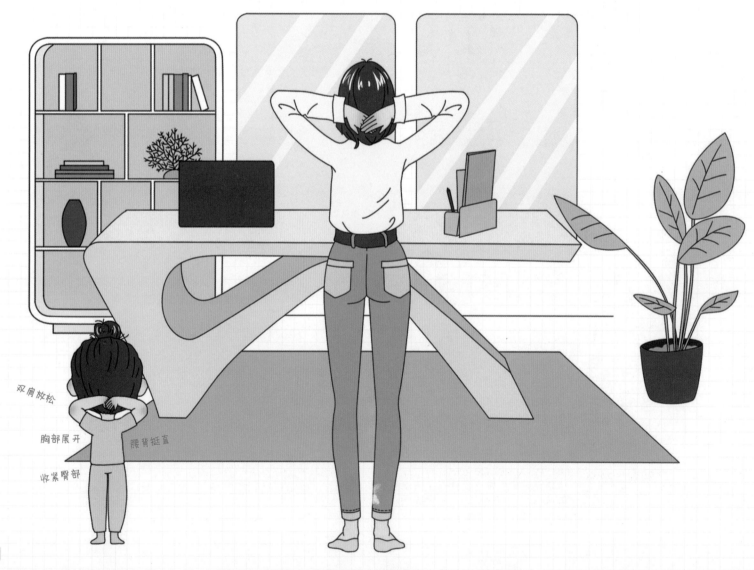

双肩放松

胸部展开   腰背挺直

收紧臀部

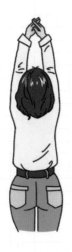

2-1

站立，双手十指交叉，向上举起手臂，腰背挺直。

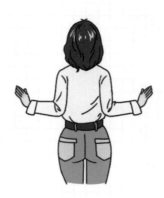

2-2

吸气，两手臂打开，向身体两侧移动，大臂向肩胛骨方向夹紧，大小臂呈 90 度。

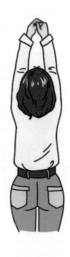

2-3

呼气，两手臂再次高举过头顶，并在头顶处交叉握拳。

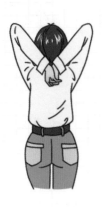

2-4

吸气，腰背保持不动，曲肘，小臂向下弯折，双手十指交叉。

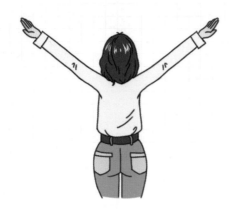

2-5

呼气，双手臂打开，向斜上方举高，伸展手指，掌心向上。

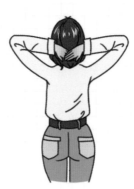

2-6

吸气，手肘弯曲，双手手掌在后脑勺处交会。

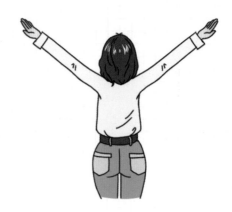

2-7

腰背保持不动，呼气，再次向斜上方打开两手臂，伸展手指。

努力让肩膀变"单薄"

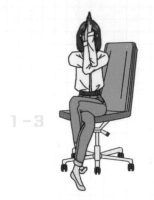

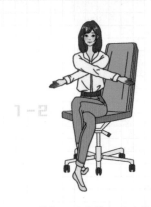

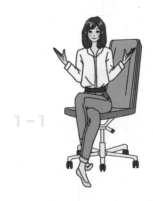

吸气，曲肘，手臂竖直，一只手臂在另一只手臂之上，双手贴合置于头部前方。

呼气，两手臂交叉伸直。

端坐在椅子上，挺直腰背，左腿绕过右腿，两手臂弯曲，大臂夹紧上身躯干，小臂向斜上方伸展。

椅上瘦肩操

1

体式功效：缓解肩颈酸痛不适，美化肩部线条。

体式功效：放松肩膀，挺直腰背，收紧腹部。

练习次数：2~5 次

难度系数：★★★★

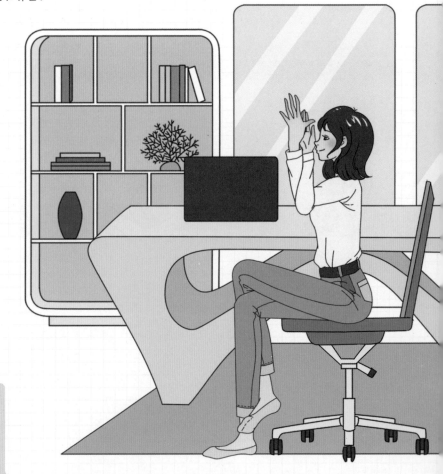

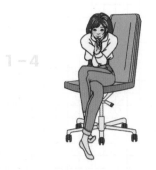

1-4

呼气，上半身缓慢前倾下压，眼睛看向正前方，保持5~10秒。

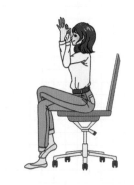

1-5

上半身还原，手臂继续环绕，双手继续贴合，保持5~10秒。

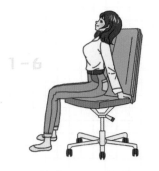

1-6

放下手臂，放开双腿，双脚打开与肩同宽，双手放在臀部后方，吸气，头部后仰，胸部上提。

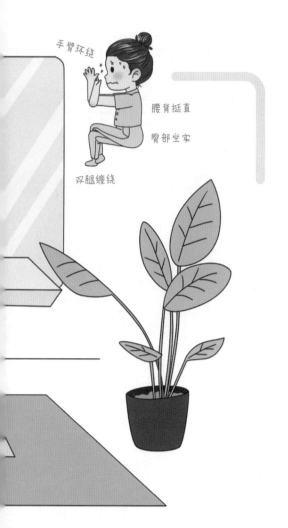

手臂环绕

腰背挺直

臀部坐实

双腿缠绕

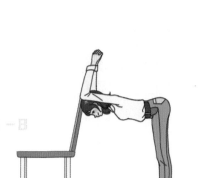

1-7

呼气，双手在背后十指交叉。吸气，收腹，上半身向前、向下弯曲，腰背平直延展，双肩后拉，后背挺直，手臂向上抬起并伸直。

1-8

站起身，双脚并拢，吸气，上半身向前、向下弯至与地面平行，延展脊柱，双肘搭在椅背上，双手十指相扣，小臂向上抬起，大臂夹紧头部，小臂与大臂垂直；呼气，下压双肩和手臂。

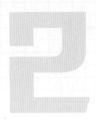

手臂支撑身体上下

体式功效： 活动手臂，促进手臂血液循环，甩掉肩部多余脂肪。

注意事项： 收腹，腰背挺直，手臂可以稍弯曲。

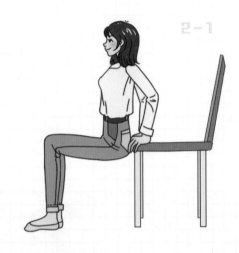

2-1

站在椅子前，向前迈一大步，身体下蹲，直至大腿与小腿呈90度，手掌撑在椅子边缘，指尖朝向臀部，也可握住椅子边缘。

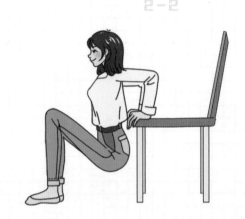

2-2

配合呼吸，身体直上、直下移动。身体向下时大小臂呈90度；身体向上时，手肘内夹，手臂伸直。

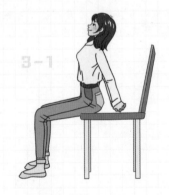

3-1

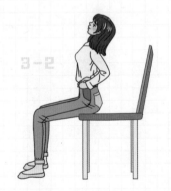

3-2

端坐在椅子上，双脚自然分开，双手在背后十指相扣。

吸气，双手移动到左侧腰部，肩膀放松，保持5~10秒，再换另一侧练习。

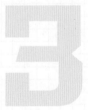

拉臂沉肩

体式功效： 缓解肩颈不适，美化手臂线条。

注意事项： 保持腰背挺直。

侧腰不再肉乎乎

1 侧卧抬腿

体式功效：刺激背阔肌、前锯肌和腹外斜肌，让腰腹的侧边线条更加好看。

注意事项：侧腰作为支点，要贴实地面；颈部不要过分抬起，以免脖子酸痛。

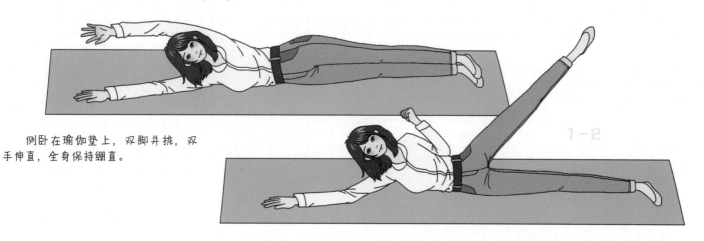

1-1

侧卧在瑜伽垫上，双脚并拢，双手伸直，全身保持绷直。

1-2

吸气，左腿抬起，右侧小臂贴紧地面，右手肘支撑右肩抬离地面，左手握拳，左手臂下移，并在体侧弯曲。

2 椅上抬侧腰

体式功效：锻炼侧腰，有利于消除侧腰多余脂肪，并缓解侧腰酸胀不适。

注意事项：抬起侧腰时，需要启动腹部核心的力量，但不可以憋气。

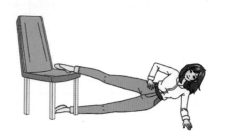

侧卧，右脚搭在椅子上，左臂曲肘撑地，右手叉腰，吸气，向上提臀；呼气，放松臀部。保持3~5秒，再换另一侧练习。

3

平板侧支撑

体式功效：瘦侧腰和肚子，还能使双腿变紧致，同时促进腰、腹、臀、腿这4个部位的协调性。

注意事项：全身都要绷紧，不要放松，避免腰部和肩膀受伤。

练习次数：3~5 次

难度系数：★ ★ ★

3-1

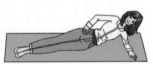

侧躺在瑜伽垫上，双腿并拢，身体上面的手臂叉腰，下面的手臂肘部撑地，支撑上半身慢慢抬起，下方肩膀下压，臀部和腿部贴紧瑜伽垫。

3-2

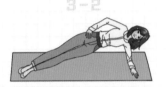

吸气，手肘用力撑起身体，臀部和腿部依次离开地面，保持3~5秒。

3-3

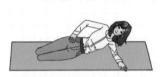

回到"3-1"的动作，然后双腿屈膝。

3-4

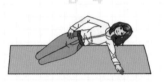

吸气，臀部和大腿依次离开地面，尽量让上半身与地面平行，保持3~5秒。

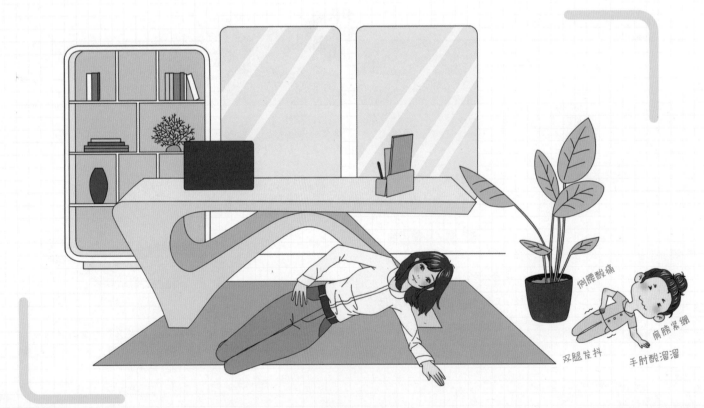

侧腰酸痛

肩膀紧绷

双腿发抖

手肘酸溜溜

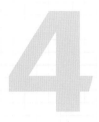

4

坐式侧伸展

体式功效：伸展侧腰和手臂，增强侧腰力量，瘦侧腰，并缓解侧腰酸痛不适。

注意事项：手臂伸直，尽量拉伸到腋窝。

4-1

4-2

4-3

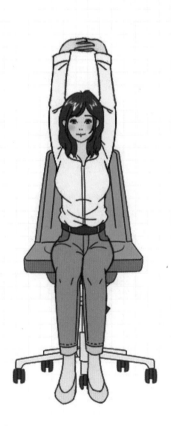

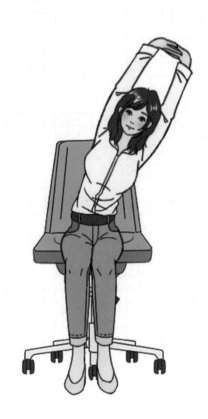

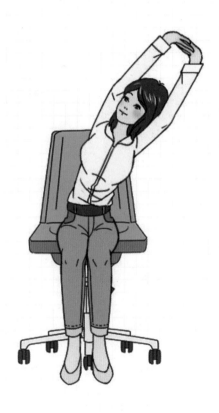

　　双手交叉向外翻，两臂向上伸直，举过头顶，腰背挺直，臀部坐实椅子。

　　呼气，上半身向左倾斜，髋部保持不动。

　　吸气，慢慢转头，眼睛看向右上方，保持3~5秒，换另一侧练习。

扭转操

5

体式功效：放松身体，锻炼脊柱，减少侧腰多余脂肪，美化腰部线条。

注意事项：腰背挺直，髋部摆正。

练习次数： 2~4 次

难度系数： ★★★★

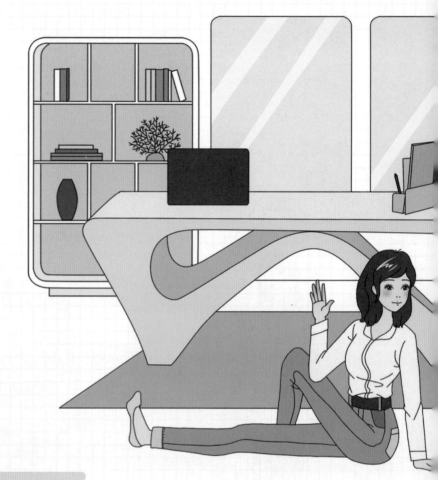

5-1

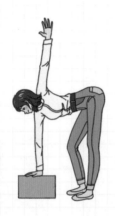

端正站立，双脚分开与髋同宽，上半身向下弯曲至平行于地面。微屈右膝，右手撑在瑜伽砖上，左手带动胸腔向左侧扭转，使左、右手臂呈一条直线，背部延展。

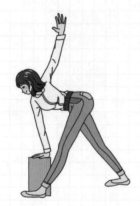

5-2

上半身动作不变，左脚向前迈一步，放在瑜伽砖外侧，右脚向后退一步，两脚间距离尽量大一些，如果做不到两手臂呈一条直线，尽力即可，不必勉强。

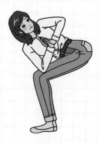

5-3

双脚并拢站立，臀部向后蹲，尽量让大小腿垂直，双手在胸前合十。吸气，拉长脊柱。呼气，身体向左扭转，右肘尽量与左膝互抵。

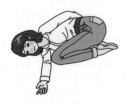

跪姿，双膝分开比髋略宽，大脚趾相触，上半身向前、向下压，右侧脸贴地，右臂伸直，左臂放在背部。

5-7

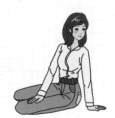

保持坐姿，向右侧屈双膝，双脚放在右髋外侧，双膝指向身体正前方。吸气，脊柱向上延展。呼气，身体左转，左手撑地，右手搭在左大腿上。

5-6

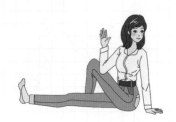

继续坐着，双腿向前伸直，右脚尖回勾，屈左膝，左小腿放在右腿外侧。吸气，双臂带动身体向上延展，呼气，身体向左扭转，左手撑地，右手抵住左腿。

5-5

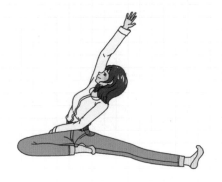

坐姿，双腿向身体两侧分开，伸直，屈右膝，右脚跟靠近会阴，左脚尖回勾。吸气，双臂带动身体向上延展，呼气，身体向右扭转，左手放在右大腿外侧，右手向上延展。

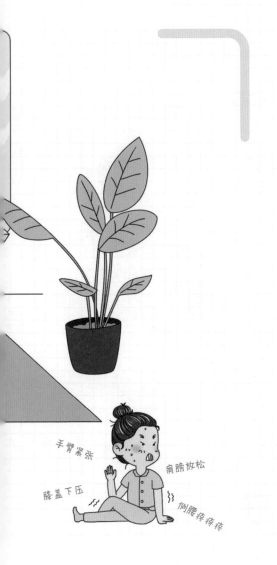

手臂紧张　　肩膀放松
膝盖下压　　侧腰疼疼疼

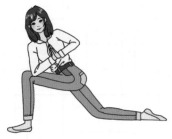

5-4

手不动，右脚向后撤一大步，右腿脚背和膝盖贴地，脚尖指向正后方。左大腿和小腿垂直，右手肘尽量搭在左膝上。吸气，拉长脊柱，呼气，身体向左侧扭转。

游泳圈不见了

练习次数：3 次

难度系数：★ ★

1

体式功效：减少肚子上的赘肉，让体型看起来更加纤细优美。

注意事项：腰背挺直，不要塌腰。调整呼吸，不要憋气。

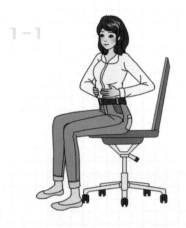

1-1

坐在椅子上，双脚踩住地板，双手放在肚子上。吸气，肚子微微向外鼓起。

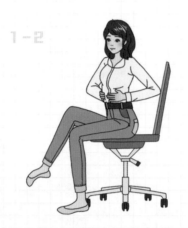

1-2

呼气，肋骨向里收、向下沉，腹部收紧用力，抬起一条腿，保持3~5秒，再换另一条腿练习。

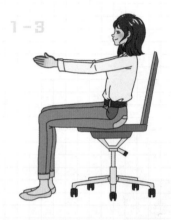

1-3

回到端坐姿势，双手臂向前平举，掌心贴在一起。

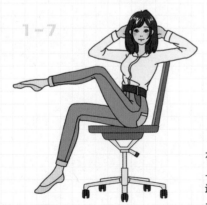

1-7

吸气，抬起左腿，尽量让左小腿和左大腿垂直，呼气，上半身左转，右手手肘尽量靠近左膝。保持3~5秒，再换另一侧练习。

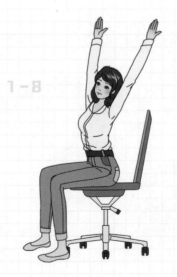

1-8

双腿还原，上半身回正，保持正常呼吸，挺胸，双手向上伸展。

1-4

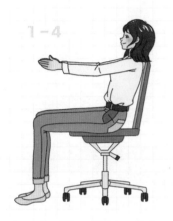

　　呼气，腹部收紧，腰背挺直，上身慢慢地向后倾，直至贴近椅背。

1-5

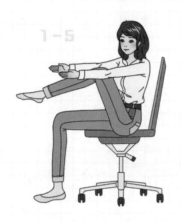

　　身体回正，呼气，抬起左腿，大小腿要保持垂直，保持3~5秒，再换另一条腿练习。

1-6

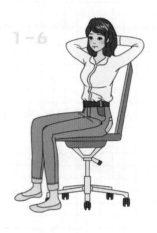

　　腿部还原，双手放在脑后，腰背挺直。

1-9

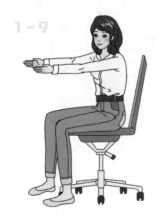

　　呼气，双手下移，前平举，掌心相对，吸气，弓背向后，卷尾骨。

1-10

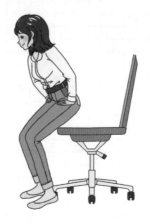

　　站起来，双脚略微分开，腹部收紧，呼气，屈膝，身体做向下坐的姿势，膝盖始终朝向脚尖的方向。

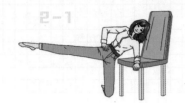

2-1

取跪立位，左膝着地，左腿大小腿呈 90 度，左手肘搭在椅子上，右手叉腰，右腿伸直，有节奏地上下抬起右腿。

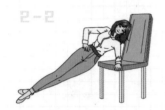

2-2

左手肘仍然搭在椅子上，两条腿伸直，交叉，右手叉腰，有节奏地向上提臀。

2-3

放开交叉的两腿，吸气，右手肘曲肘，同时右腿屈膝，右手肘尽量触碰膝盖。呼气，伸直右手臂和右腿。

侧身支撑抬腿

体式功效：紧致腹部及侧腰肌肉，可以有效地减少肚子和侧腰上的赘肉。

注意事项：不要憋气，腰背时刻保持挺直，腿脚要绷直。

练习次数：3~6 次

难度系数：★ ★ ★ ★

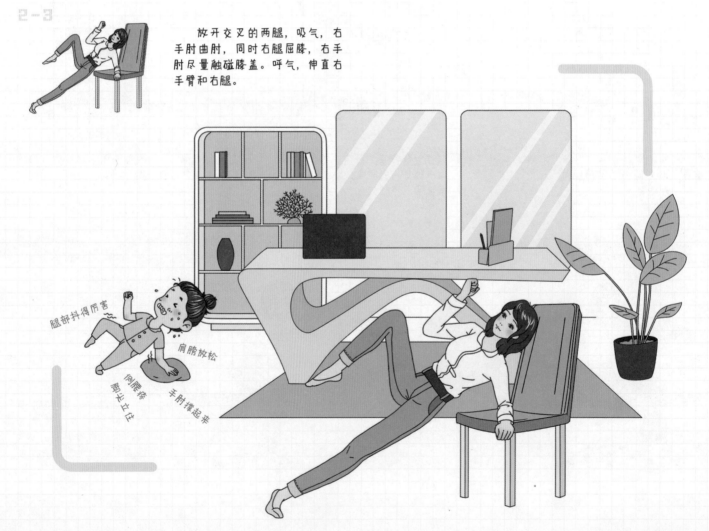

腿部抖得厉害

肩膀放松

侧腰绷住

脚尖立住

手肘撑起来

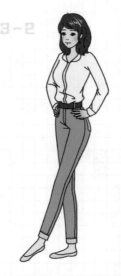

3

体式功效：有利于减少肚子上的赘肉。

注意事项：抬腿展臂时，腹部也得收紧用力，脊柱向上延展，髋部摆正，双肩不要高耸。

3-1
3-2

端正站立，双手叉腰，吸气，一条腿向上提膝盖。

呼气，腿放下，脚尖点地，保持3~5秒，再换另一条腿练习。

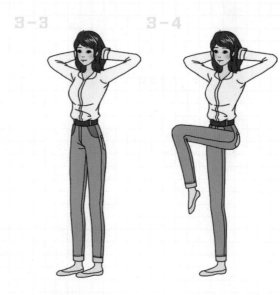

3-3
3-4

腿部还原，双手放在脑后，腰背挺直。

呼气，抬起左腿，保持3~5秒，再换另一条腿练习。

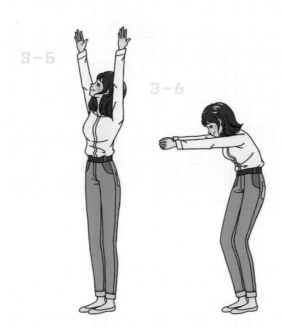

3-5
3-6

放下腿站直，吸气，挺胸，手臂伸直向上延展，高举过头。

呼气，双腿微屈，弓背向后弯曲脊柱，双手交叉握拳向前伸。

臀部更紧致

1

1-1

取站立位。吸气，左脚用力踩住地面，左手向上高举，掌心朝前，右小腿向后、向上弯曲，右手拉住右脚脚踝，腰背挺直。

练习次数：2~3次
难度系数：★★☆☆☆

不能耸肩
腿好麻
手臂举累了
落地脚站不稳

舞者式

体式功效：强化臀部肌力，增强骨盆稳定性，锻炼大腿肌肉群，强健脊柱。

注意事项：手肘不能弯曲，撑地的那条腿不能弯曲。

1-2

呼气，右手用力将右腿拉起，使右大腿与地面平行，左臂向斜上方伸直。

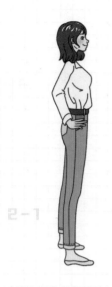

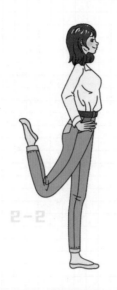

体式功效：锻炼臀部、大腿后侧肌肉，美化臀腿线条。

注意事项：保持臀部收紧，撑地的那只脚要踩稳，如果不稳定，可以轻轻地扶着墙或椅子。

站式拉弓

体式功效：美化臀部曲线，改善腰部不适。

注意事项：头部保持挺直，双眼正视前方，手臂要伸直，确保身体稳定。

2-1

吸气，自然站立，双脚打开与髋同宽，双手叉腰。

2-2

呼气，右腿向后、向上踢，弯曲膝盖，右脚脚后跟朝向臀部。保持动作 3~5 秒，换左腿练习。

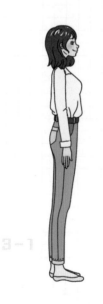

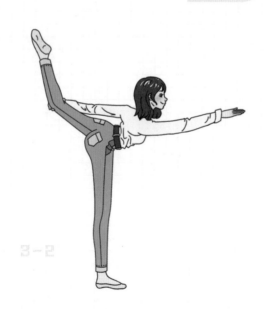

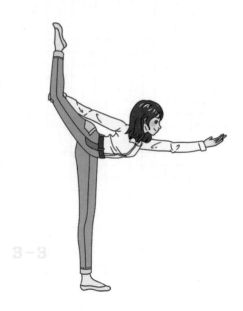

3-1

吸气，自然站立，双腿并拢，腰背挺直并向上延伸，双臂紧紧贴在身体两侧。

3-2

重心转移到右腿上，呼气，左脚离开地面向后、向上抬起，左脚脚尖绷直，身体向前倾，左臂向后伸直，抱住左膝，右臂向前伸直。

3-3

吸气，还原。呼气，换另一条腿练习。

下蹲式

4

体式功效：提高脚踝、膝盖、大腿内侧肌肉的柔韧性，增强腿部力量，同时紧实臀部肌肉。

注意事项：屈膝时，膝盖不要内收，而是尽量向外打开。

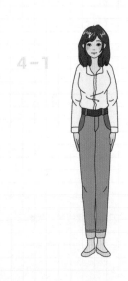

4-1

端正站立，挺直腰背，双手放在身体两侧，眼睛正视前方。

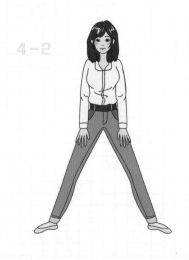

4-2

双腿分开超过两个肩宽，脚尖向外。

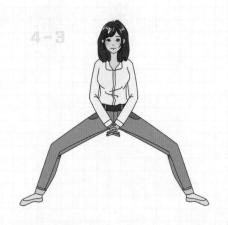

4-3

双手在体前交叉相握，吸气，保持上半身挺拔，呼气时屈膝，慢慢向下蹲，下蹲过程中收紧臀部。

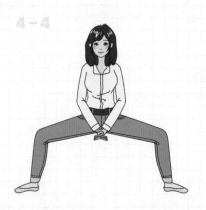

4-4

吸气时不动，再次呼气时身体继续向下蹲，直到大腿与地面几乎平行，保持这个姿势30秒。

5

坐式紧臀操

体式功效：减少臀部多余脂肪，使臀部线条越来越紧致。

注意事项：练习时，不要塌腰，也不要憋气，手臂可以稍弯曲，避免损伤肘关节。

5-1

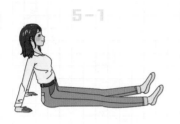

坐姿，吸气，双腿向前伸直，手指指尖朝前撑在臀部后方。

5-2

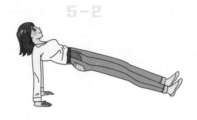

呼气，手臂支撑，臀部向上抬，身体呈一条斜线，保持3~5秒后缓慢落地。

5-3

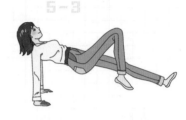

稳定重心，再次抬起臀部，腹部收紧，双腿交替屈膝。

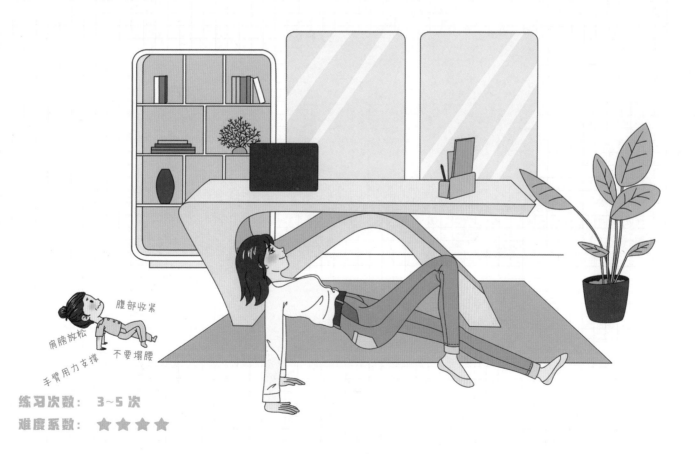

腹部收紧

肩膀放松

手臂用力支撑　不要塌腰

练习次数：3~5次

难度系数：★★★☆

漫画腿练出来

1

女神式

体式功效：紧实小腿肌肉，塑造纤细腿部线条。

注意事项：腹部收紧，臀部发力，不要翘臀和塌腰。

1-1
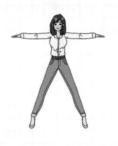

双脚分开约两肩宽，脚尖踮起，卷尾骨，脊柱立直，肩膀下沉，双臂侧平举，掌心朝下。

1-2
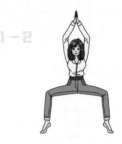

吸气，双手合十，向上举过头顶。呼气，屈膝下蹲，尽量使双腿大腿与小腿垂直，脚尖踮起（尽力就行）。

双腿大大分开，右脚外旋 90 度，左脚微内扣，保持骨盆端正，脊柱向上延展。呼气，右腿屈膝下蹲至大腿平行于地面，右膝正对脚趾方向。

1-3
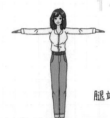

吸气，脚尖放下，双腿站直，双臂侧平举。

1-4
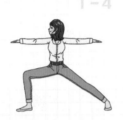

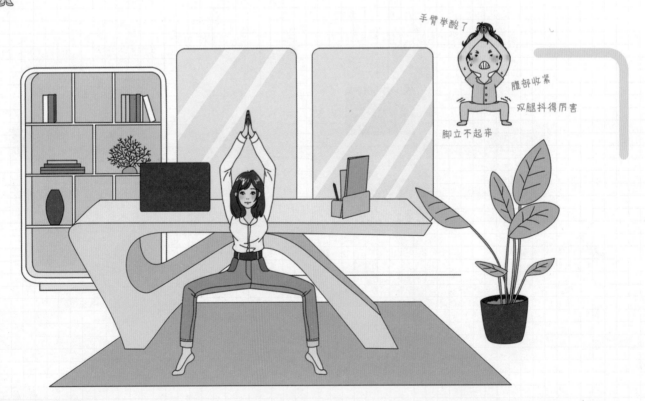

手臂举酸了

腹部收紧

双腿抖得厉害

脚立不起来

坐姿拉弓式

体式功效：拉伸大腿内、外侧肌肉，美化腿部线条。收紧腹部，消除腹部多余的脂肪。

注意事项：拉伸腿部时要正常呼吸，不能憋气。

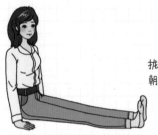

2-1

坐姿，腰背挺直，双腿向前并拢伸直，双手放在身体两侧，指尖朝前，眼睛平视前方，调整呼吸。

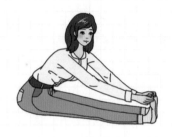

2-2

吸气，上半身微微向前弯曲，双手抓住双脚脚趾。

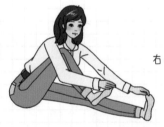

2-3

呼气，弯曲右膝，左手不动，右手臂用力，将右脚抬离地面。

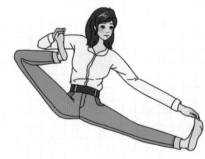

2-4

调整呼吸，再次呼气时，右臂继续用力，将右腿向后拉伸到极限，整个身体像一张被拉紧的弓，保持5~10秒。

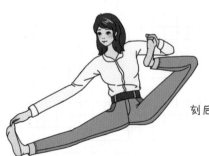

2-5

吸气，放下右腿，休息片刻后，换左腿练习。

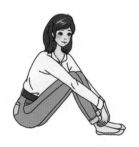

2-6

双手慢慢松开双脚，找任意舒服的坐姿，按摩双腿和脚踝，逐渐放松背部肌肉。

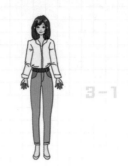

3-1 自然站立，吸气。

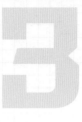

3

体式功效：伸展腿部后侧肌群，强化腿部力量和手臂力量，放松大脑，滋养面部。

注意事项：双手撑地时，要使肩背部、臀部受到拉伸，支撑的那条腿要保持向下踩的力。

练习次数：3~5 次

难度系数：★ ★ ★ ★

3-2 呼气，从腰部开始向前弯曲，膝盖保持挺直，双手手掌分别落于双脚外侧撑地。弯曲膝盖，两腿依次向后退一大步，双脚脚趾朝前。手肘伸直，背部伸展，双腿绷直。

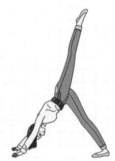

3-3 吸气，抬起左腿向上方伸展，直至与头、颈、躯干呈一条直线。保持5~10秒，再换另一条腿练习。

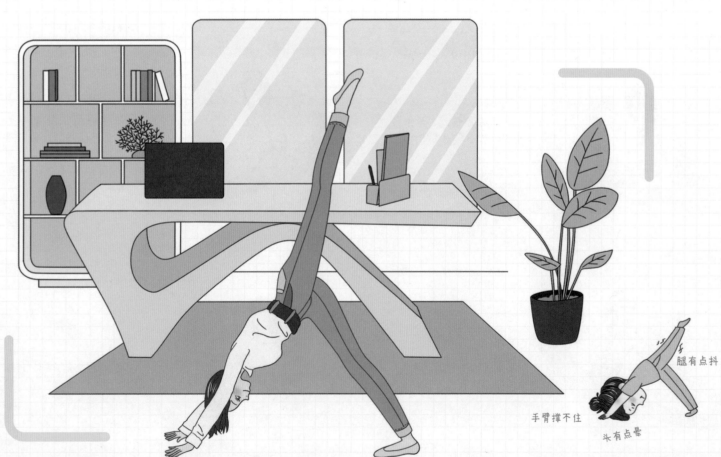

手臂撑不住

头有点晕

腿有点抖

4

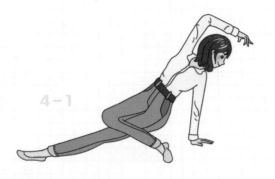

4-1

端坐，吸气，双腿前伸。呼气，左手撑地，右手臂在头顶处曲肘，右腿放在左腿大腿处，右膝在左膝上方下压；吸气，抬起臀部，保持3~5秒，换另一侧练习。

体式功效：消除腿部多余脂肪，高效瘦腿，还能使脚踝变得纤细。

注意事项：腹部和臀部都要收紧来保持身体稳定。

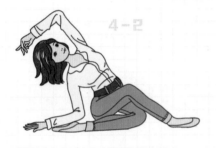

4-2

坐在地上，左、右腿交叉盘绕，右腿在上，身体上半身向右侧倾斜，右手肘支撑在地，左手臂弯曲，目视斜上方。

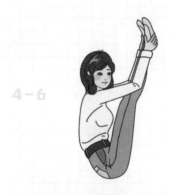

4-6

坐在地上，双腿伸直，垂直向上抬起双腿，使身体重心在臀部，双手抱住双脚，如果够不到，也可以抱住双侧小腿。

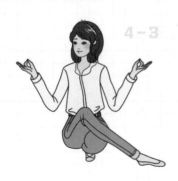

4-3

蹲坐在左脚脚后跟上，右腿绕过左腿并搭在左腿上，右脚触地，腰背挺直，双手臂向身体两侧弯曲，手指呈兰花状，保持3~5秒，换另一条腿练习。

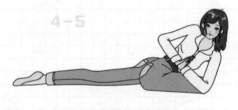

4-5

放下右腿，右脚贴近会阴，左腿向后伸直并贴在地面上，上半身朝着右侧扭转，双手合十放在胸前，左手肘抵住右腿或地面。保持3~5秒，换另一侧练习。

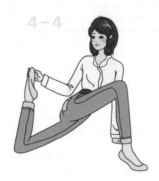

4-4

右腿弯曲向前，脚尖点地，左腿向后伸展，膝关节贴地，小腿垂直向上抬起。右手拉住左脚，左手伸直并支撑在地面上，上半身向右侧扭转。保持3~5秒，换另一侧练习。

力量瑜伽 10 分钟，体态美出新高度

改善含胸驼背、大腹便便、塌腰等不良体态。多做一些力量提升，把优雅的气质练出来。

提升腰背肌力

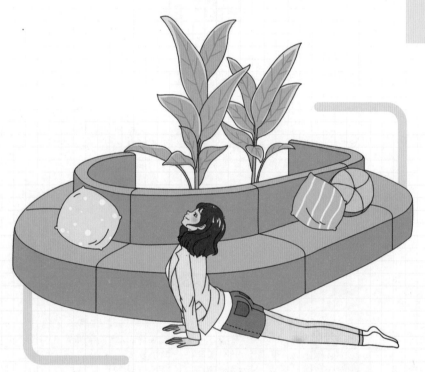

1

眼镜蛇式

体式功效：使胸部完全打开，脊柱得到充分拉伸，腰背部肌力得以增强。

注意事项：调整呼吸，避免呼吸变得急促而使动作更难完成。

练习次数：3~5 次
难度系数：★ ★ ★

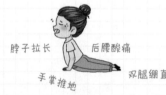

脖子拉长　　后腰酸痛

手掌推地　　双腿绷直

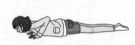

1-1

俯卧，脸朝下，双腿伸直，双脚并拢，膝盖绷直。手肘弯曲，手掌放在胸部两侧，紧贴地面。

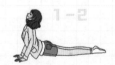

1-2

呼气，双手用力推地面，抬起头部和躯干，保持5~10秒。

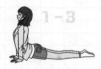

1-3

再次呼气，手臂伸直，头部和躯干进一步向上延伸，收紧肛门，绷直双腿，将身体重心放在双腿和双掌上，顺畅呼吸。

1-4

如果状态不错，可以调整呼吸，待再次呼气时，手臂用力，腰背部后弯，大腿、小腿、脚背慢慢抬离地面，用双手手掌和双脚脚尖支撑身体，调整呼吸。

1-5

吸气，手肘弯曲，身体还原。

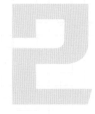

体式功效：伸展腰背部和颈部，加强腰背部的肌力，缓解腰酸背痛等不适。

注意事项：有些动作实在做不到，不要勉强。全程要配合好呼吸，不要憋气。

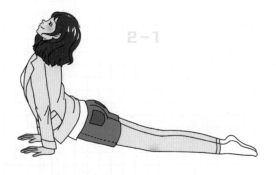

2-1

在眼镜蛇式第四步的基础上开始。

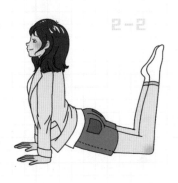

2-2

呼气，弯曲两膝，抬起双脚，身体重心放在大腿、骨盆和双手上，保持3~5秒。

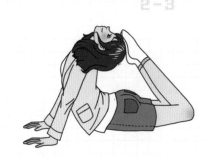

2-3

扩展双肩和胸部，头部后仰，颈部向上、向后拉伸，直至头顶触碰双脚脚尖。双臂姿势不变，调整呼吸，保持3~5秒。

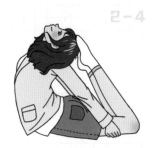

2-4

呼气，进一步拉伸颈部，头部后仰下压，腹部收紧，双手去抓同侧大腿，调整呼吸，保持3~5秒。

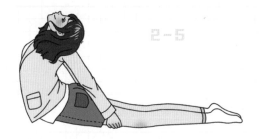

2-5

放下双腿，双腿回到地面上伸直。调整呼吸，保持5~10秒。

加强上肢力量

四柱式

体式功效：手臂支撑，既锻炼了手臂肌肉，又增强了臂力。

注意事项：腹部、臀部收紧，能够更好地支撑身体。

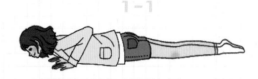

1-1

俯卧，脸朝下。双腿伸直，双脚并拢，膝盖绷直。手肘弯曲，手掌放在胸部两侧，紧贴地面。

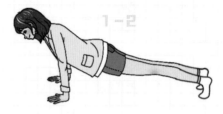

1-2

呼气，手臂伸直，手掌推地，双脚尖点地，腹部收紧，整个身体抬离地面，肩膀尽量在手腕正上方。

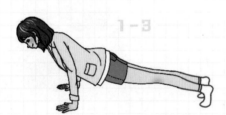

1-3

吸气，重心前移，稍微弯曲手肘，脚尖点地，往前推送身体，肩膀超过手腕。

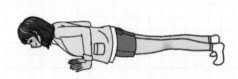

1-4

呼气，曲手肘，身体下落，手掌与小臂、大臂形成一个"方框"，进入四柱式，保持3~5秒。

一半的四柱式俯卧撑

体式功效：锻炼手臂，瘦手臂和肚子效果显著。

注意事项：手臂可以稍微弯曲一点儿，避免手肘受损。

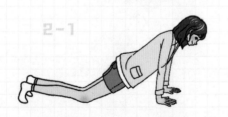

2-1

从四柱式第二式开始，弯曲膝盖并着地，肩膀稍微超过手腕。

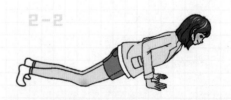

2-2

呼气，保持坐骨到头顶呈直线，手臂弯曲，手掌撑地，支撑上肢和躯干上下移动，保持身体的撑起状态。

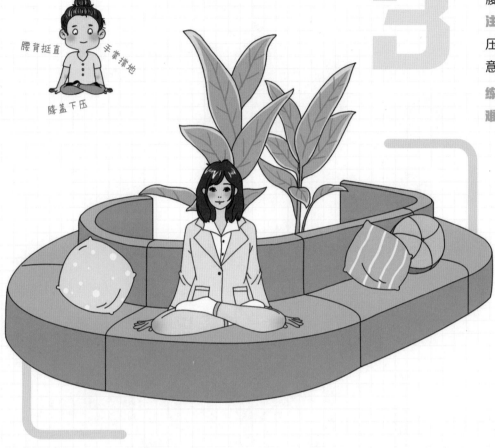

腰背挺直

手掌撑地

膝盖下压

莲花坐支撑

体式功效：加强和锻炼手臂的力量，促使腹部和背部肌肉更强健。

注意事项：这个动作会对手腕造成很大的压力，建议循序渐进地练习这个体式，并注意保持身体的平衡。

练习次数：3~5 次

难度系数：★★★★★

微信扫码

☑ 瑜伽入门课程
☑ 趣味瑜伽测试
☑ 练习注意事项
☑ 身心疗愈瑜伽

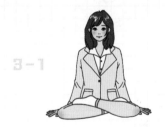

3-1

坐在地上，弯曲右腿，将右脚放在左大腿上，再弯曲左腿，将左脚放在右大腿上，以莲花坐进入。双臂自然垂于体侧，腰背挺直。

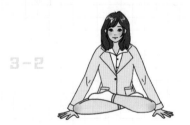

3-2

呼气，身体微微前倾，双手放在膝盖两侧，手掌撑地。

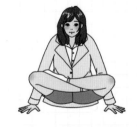

3-3

吸气，用双臂的力量撑起身体，双腿离地且保持莲花坐姿，保持3~5秒。

收紧下肢肌群

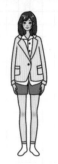

1-1

自然站立。

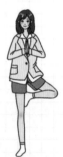

1-2

弯曲左腿,上抬,左膝向外侧打开,放于右大腿根部,脚掌贴于右大腿内侧,脚趾朝下,右腿直立。支撑身体重量,双手于胸前合十。

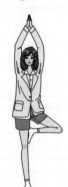

1-3

双手臂向上伸展,高举过头顶。手指并拢、伸直,肩膀下沉。

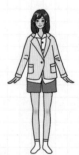

1-4

双手落下,左腿伸直、落地,恢复自然站立。调整呼吸,换另一条腿练习。

体式功效:能使能量集中于脊椎,增强身体的稳定性,提高平衡能力,加强腿部肌肉的力量,使下肢变得更紧致。

注意事项:重心放在站立的那只脚上,注意力集中于一个点,有助于更好地保持身体平衡。

练习次数:3~5次
难度系数:★ ★ ★

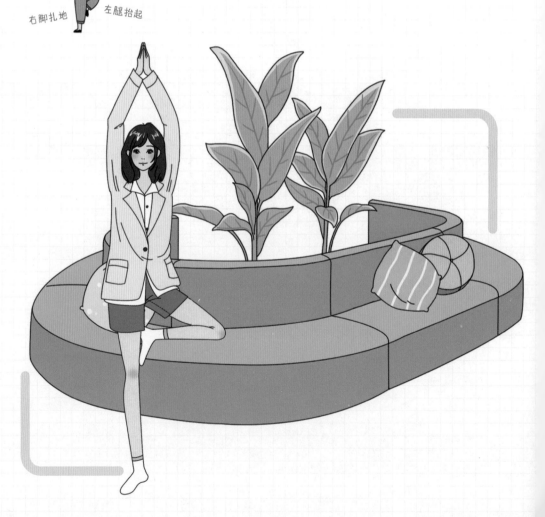

手臂上举

右脚扎地　左腿抬起

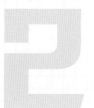

树式第二式

体式功效：加强腿部肌肉的力量，提高平衡感和专注力，纠正不良体态。

注意事项：腹部核心收紧，臀部、腿部发力，才能保持身体平衡。

2-1
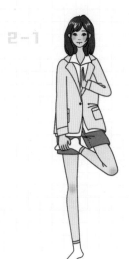

弯曲左腿，上抬，向外侧打开；右手抓住左脚，使左脚贴于右大腿前侧，膝盖朝向外侧；左臂弯曲，手指伸直，指尖朝上，置于胸前，腿直立，支撑身体重量。

2-2
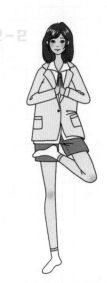

松开右手，然后与左手合掌于胸前，左脚继续贴紧右大腿。

2-3
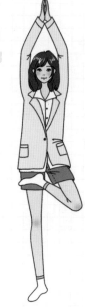

双手向上伸展，高举过头顶，手指并拢伸直，肩膀下沉，保持这个姿势10~20秒，换另一条腿练习。

3-1
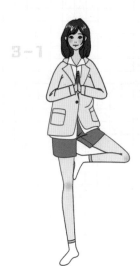

以树式第一式的第二步进入。

3-2
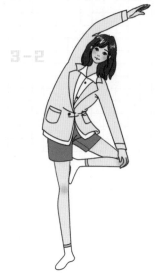

呼气，双手分开，左手握住左膝，右臂高举过头顶，掌心朝下，向上伸展右臂，呼气，腰部向左弯曲到最大程度。保持10~20秒，换另一条腿练习。

风吹树式

体式功效：提高腰部和脊柱的柔韧性，消除腰部多余赘肉，并能增强双腿肌肉的力量。

注意事项：脚踩大腿内侧疼的话，可以往下一点儿，踩在膝盖上端。

4

简易版风吹树式

体式功效：扩张胸腔，提高胸线，美化背部线条；纠正含胸驼背的不良体态，伸展脊柱；增强腿部力量。

注意事项：严重头痛、高血压患者不适宜练习。

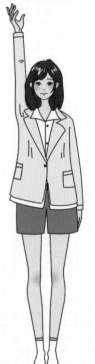

4-1

挺直腰背站立，双腿并拢，双手自然落于体侧。吸气，双臂侧平举，脚掌稳稳地站在地面上，脊柱向上延展。

4-2

呼气，收紧腹部，右臂上举伸直，左臂落回体侧。注意左右肩膀保持平直，不要一高一低。

4-3

吸气，腰部以上部位在右臂的带动下，慢慢向左弯曲，如同挺直的树干被风吹弯，目视前方。

4-4

呼气，身体慢慢回正，放下右臂，回到原始状态，换另一边练习。

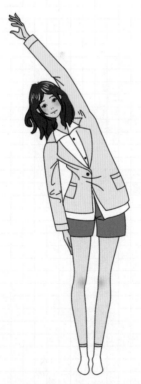

5

平衡树式

体式功效：增强双腿肌肉力量的同时，还有利于集中注意力。

注意事项：重心放在撑地的腿上，调整呼吸，不要憋气。

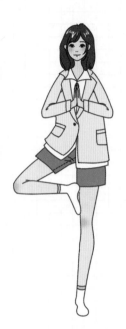

5-1

以树式第一式的第二步的镜像方向进入。

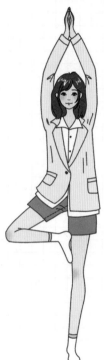

5-2

吸气，左脚站稳。双手向上举过头顶。胸骨上提，躯干尽量拉伸。

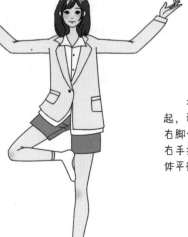

5-3

双臂分开侧平举，掌心朝上，两小臂向斜上方弯曲，手指错落，做出优美的姿势。使左腿固定在地面上，保持身体平衡，通过脊柱向上提气。

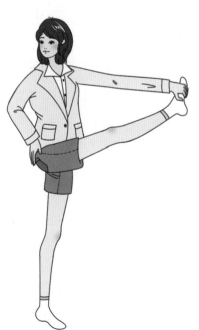

5-4

将右腿向前伸直并抬起，稳定之后，用左手握住右脚外侧，充分伸展右腿，右手扶在右侧臀部，保持身体平衡，坚持3~5秒。

加强腹部核心

体式功效：充分锻炼腹部肌肉，燃烧腹部脂肪，减掉腹部赘肉。

注意事项：注意脖子在脊柱延长线上，不要勾脖子，用腰腹部发力。

练习次数：3~5 次

难度系数：★★★★

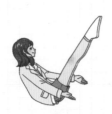

1-1

端正坐姿，双腿伸直，双手推开，掌心朝上。呼气，身体后仰，双腿并拢抬起，收紧腹部，保持身体平稳。

双手尽量够脚　双腿伸直

肩膀抬起　腹部发力

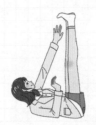

1-2

吸气，抬腿向上，脚背绷直。呼气，双腿落回，但不着地。反复练习 5~10 次。

1-3

上半身躺下，双腿向上伸直，脚尖回勾。呼气，头向上抬，左手尽量够右脚，右臂置于体侧，自然弯曲；还原，换右手去够左脚。反复练习 5~10 次。

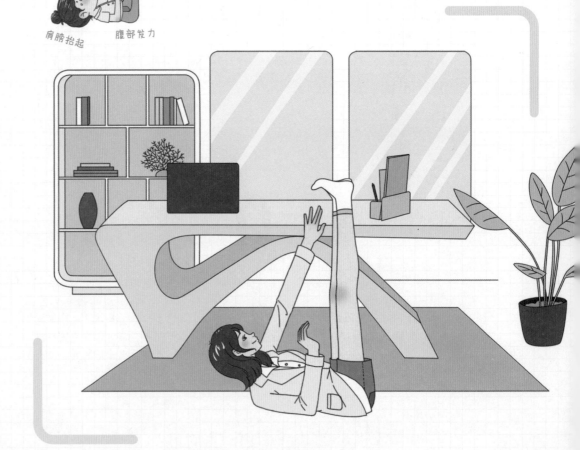

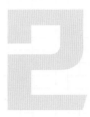

虎式的变式

体式功效：促进腹部血液循环，消除腹部多余的脂肪，增强腹部肌肉的力量。

注意事项：膝盖跪着疼的话，可以在膝盖下面加一个软垫。臀部收紧，才能更好地维持身体平衡。

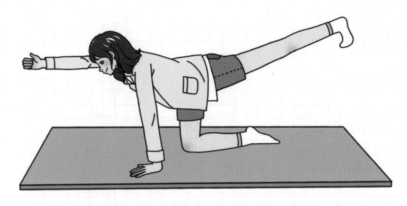

　　四脚板凳式跪立，双手和双大腿垂直于地面，呼气，右手臂向前伸展的同时，右腿向后蹬直，脚尖回勾。保持30秒，换另一侧练习。

平板展臂

体式功效：平板支撑本身就可以有效地锻炼腹部，加上手臂伸展，效果会更加明显，大大增强了腹部力量。

注意事项：腰背延展，不可塌腰，手臂和双腿都要伸直，腹部要收紧发力。

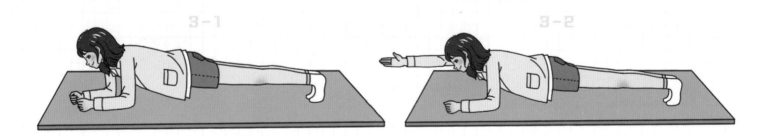

3-1　　　　　　　　　　　　　3-2

　　俯卧，双手握拳，双手臂在体侧弯曲，双腿伸直，两脚尖点地。吸气，两小臂和两脚尖用力，支撑身体躯干离开地面。

　　呼气，右手臂向前伸展，保持10秒后，换另一侧手臂练习。

4 单腿弓步站立

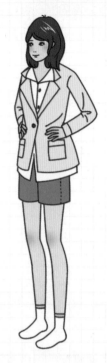

体式功效：全程收紧腹部，肚子会越练越小。双腿和手臂也得到了锻炼，有瘦腿和瘦手臂的作用。

注意事项：腰背挺直，手臂延展，配合呼吸。

4-1
自然站立，双手叉腰，目视前方。

4-2
双腿屈膝，右腿向前迈出一步，左手臂伸直，向上举过头顶。

体式功效：拉伸腰腹，活动臀腿，缓解腰腿不适，消除腹部脂肪。

注意事项：低头弯腰时也要保持腰背挺直，手臂充分外展打开。

5 双手抱头体前屈

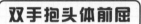

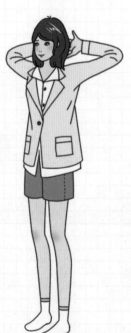

5-1
双脚略微打开，站立，手臂弯曲，双手枕在头部后方。

5-2
呼气，腰部向前、向下弯，臀部向后抬，双手动作不变，上半身尽量弯至与地面平行，脸朝下。

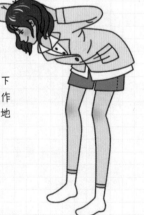

6

滑雪步

体式功效：调动全身肌肉，尤其是下肢肌群，提高身体平衡能力，还可以减少肚子上的赘肉。

注意事项：髋部摆正，侧腰拉伸，肩膀放松。

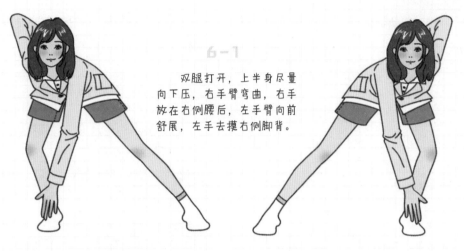

6-1

双腿打开，上半身尽量向下压，右手臂弯曲，右手放在右侧腰后，左手臂向前舒展，左手去摸右侧脚背。

6-2

左右手动作交换，来回不停地运动。

7

仰卧抬腿

体式功效：加强双腿的锻炼，纤细双腿，美化腿部线条。腹部收紧才好发力，有利于瘦肚子。

注意事项：如果在抬腿时感到疼痛，可以试着稍微弯曲膝盖。

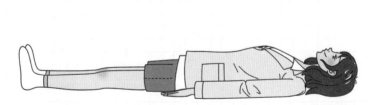

7-1

平躺，双腿伸直，手臂置于身体两侧，掌心朝下。

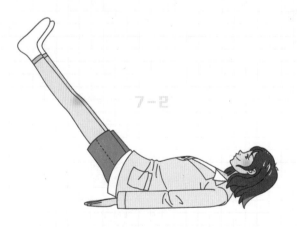

7-2

呼气，慢慢地把腿抬离地面，腹部用力收紧，下背部稍稍拱起，头部随下背部拱起慢慢抬起。吸气，慢慢地把腿放回起始位置。

拉伸 2 分钟，舒缓一整天

做完局部瘦身和针对性的力量提升训练，现在我们要给已经发热的身体做一做放松式的拉伸，把筋拉开，让全身彻底放松，可以舒缓肌肉紧张。

体式功效：充分拉伸肩颈肌肉，能更好地放松紧张和僵硬的肩颈肌肉。

注意事项：腹部和臀部收紧，更有利于身体平衡。

练习次数：3~5 次

难度系数：★★★

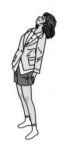

1-1

站立，两腿分开与肩同宽，双手放在大腿外侧。呼气，身体缓慢向后仰，收紧臀部并上推髋部。

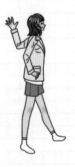

1-2

侧对着墙或正对门框站立，左腿在前，右腿在后。左手肘弯曲，小手臂和掌心贴在墙或门框上；右肩胛向后，左胸腔向前。保持 5~10 秒，再换另一边练习。

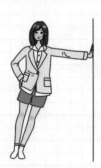

1-3

站立，身体左侧对着一面墙，离墙约一个手臂的距离。将左手手掌放在墙上与肩同高的位置，右手掌跟放在髋关节上。呼气，双腿伸直，臀部收缩，用右手朝墙的方向推右髋部。保持 3~5 秒，换另一侧练习。

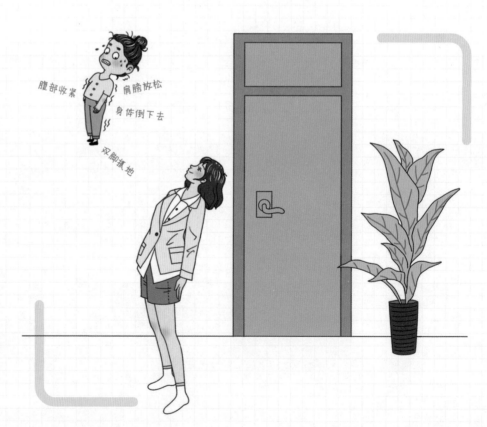

腹部收紧
肩膀放松
身体倒下去
双脚踩地

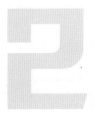

腿脚拉伸

体式功效：充分拉伸脚趾和小腿，避免因运动引起的肌肉酸痛不适。

注意事项：始终保持背部平直，不可塌腰，也不要弓背。

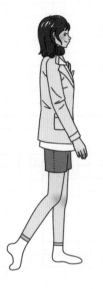

2-1

站直，将右脚伸向身后，脚背尽量压向地面。将身体重量放在右腿上，朝地面下压脚部。换另一条腿练习。

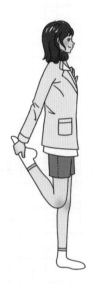

2-2

左手扶墙，弯曲右腿，右手向后抓右脚脚背，拉右脚靠近右臀部。保持30秒，再换另一边练习。

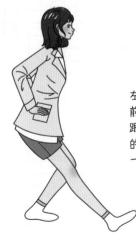

2-3

双手叉腰，腰背挺直，左腿微微弯曲，上半身略向前屈体。右腿向前伸直，脚跟点地，充分感受小腿后侧的拉伸。保持30秒，换另一侧练习。

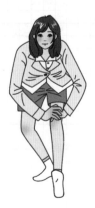

2-4

右腿微微弯曲，身体重心放在右腿上，并将双手撑在左侧膝盖上方。降低上半身重心，慢慢向前、向下压，直到感受到左腿后侧的拉伸。然后换腿练习。

3 蹲起拉伸

体式功效：充分拉伸大腿前侧，放松大腿前侧的肌肉。

注意事项：身体下压时，背部尽量保持平展，头部不要过度用力。

练习次数：1~2 次

难度系数：★ ★

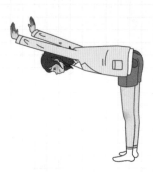

3-1

距墙一定距离站立，双脚略微分开，双手扶墙，慢慢折髋部向前、向下，至上半身与地面平行。

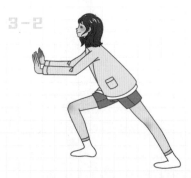

3-2

右脚向前跨一步，弯曲右膝，右脚脚尖朝前。左腿伸直，脚尖也朝前。呼气，腰背延展，双手用力推墙。

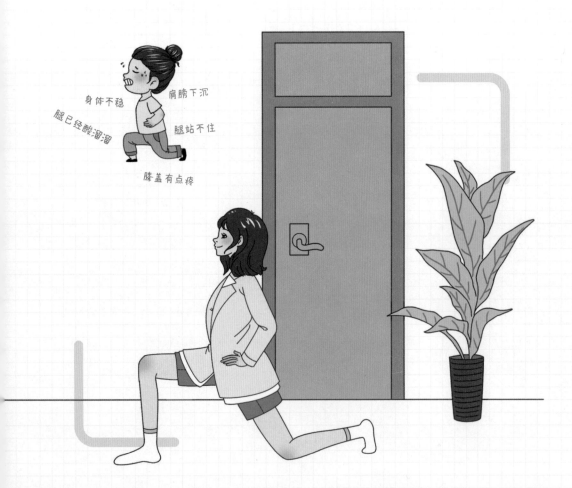

身体不稳　肩膀下沉
腿已经酸溜溜　腿站不住
膝盖有点疼

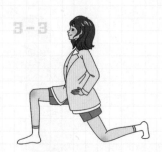

3-3

左膝盖落地，脚掌立起，脚尖点地。右腿屈膝，大腿和小腿呈 90 度，脚掌踩实地面。髋部摆正，双手叉腰，目视前方。

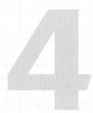

腰背舒缓操

体式功效：拉伸侧腰和肩膀，缓解腰侧不适，同时消除侧腰多余脂肪。

注意事项：腰背要挺直，不要塌腰，弯腰的幅度因个人情况而定，不要勉强自己。

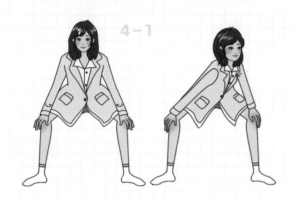

4-1

站姿，双脚大大分开，屈膝，臀部向下蹲，双手放在膝盖上，左右扭转并下压肩膀。

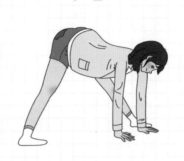

4-2

呼气，双腿伸直，上半身向前、向下弯曲，尽量使背部与地面平行，双手掌撑地，保持3~5秒。

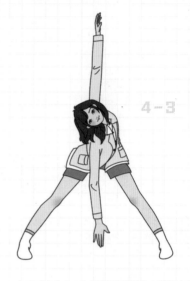

4-3

吸气，右手指尖触地，左手打开，向上举起，指尖朝向天花板。保持3~5秒，换另一侧练习。

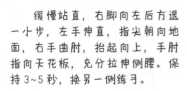

缓慢站直，右脚向左后方退一小步，左手伸直，指尖朝向地面，右手曲肘，抬起向上，手肘指向天花板，充分拉伸侧腰。保持3~5秒，换另一侧练习。

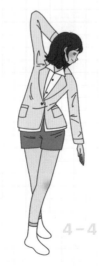

4-4

自然站立，呼气，身体尽量向右侧弯曲，双手可借助毛巾、木棍等工具辅助完成动作。保持3~5秒，换另一侧练习。

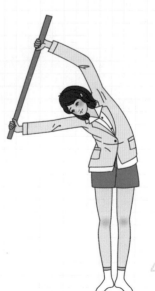

4-5

5

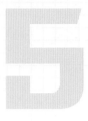

腿后侧拉伸

体式功效：充分锻炼腿部后侧韧带和肌肉，放松大腿后侧和腰背部。

注意事项：双腿伸直，髋部在脚踝正上方，脖颈放松。

练习次数：1~2 次
难度系数：★ ★

5-1

双脚并拢站立，吸气，脊柱延展；呼气，收紧腹部，折髋部向前屈，腹部贴靠大腿，上臂夹紧双腿，小臂紧贴在小腿上，保持 3~5 秒。

5-2

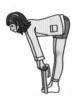

如果膝关节伸不直，腿后侧过紧，可以借助伸展带来练习。双脚踩住伸展带，双手抓住伸展带向上提拉即可。

5-3

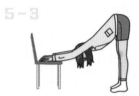

这个动作也可以利用办公椅来练习。与椅子间隔一定距离站立，两脚掌抓地，以髋部折身体前屈，手臂伸直，两手掌扶住椅面，身体下压，肩膀打开，腿部伸直。

5-4

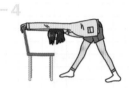

右腿往前跨一步，脚尖在椅子两前腿中间位置，身体前屈，两手扶住椅背，肩膀下压，延展脊柱，两腿伸直。

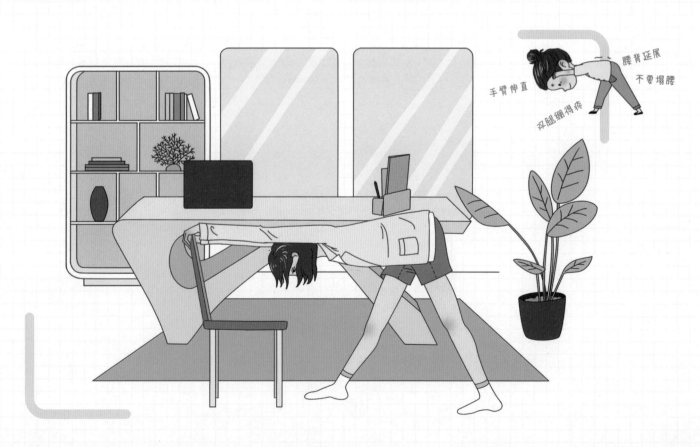

6

体式功效：利用椅子拉伸双腿和腰部，放松全身，缓解疲劳和僵硬。

注意事项：腰部拉伸应尽力而为，不要勉强自己，避免损伤腰椎。

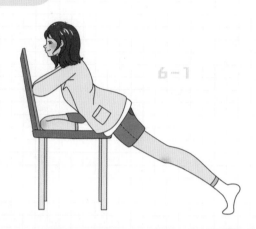

6-1

右腿盘起放在椅子上，腿部外侧紧贴椅子。髋部摆正，两手臂交叉置于胸前，身体前倾，以手肘抵住椅背，左腿向后伸直，脚尖点地。保持 3~5 秒，换腿练习。

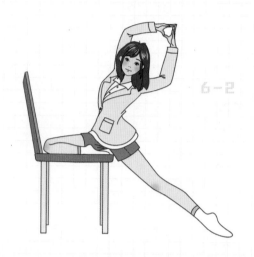

6-2

收紧腹部，绷直左脚背，左脚尖点地，腰部后仰，并向左转，双手在头顶做"比桃心"状。

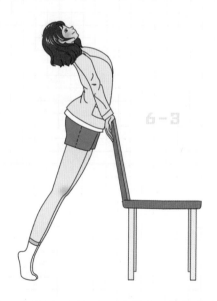

6-3

站在椅子后面，两手扶住椅背，两腿并拢且后退一步，踮起脚尖，绷直脚背，髋部和腰部前推，腹部内收，肩部下沉，头部后仰，保持 3~5 秒。

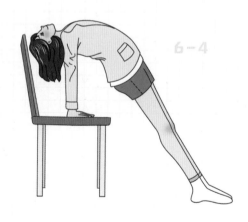

6-4

坐在椅子上，两手放在臀部后方的椅面上，手背朝上，指尖朝向臀部。手臂伸直，两手掌撑住椅面，往前走一大步，臀部上抬，胸腔上提，双腿伸直，脚掌着地，身体后仰，目视天花板，保持 3~5 秒。

7

坐伸展式

体式功效：充分伸展腰背和手臂，使身体放松。

注意事项：背部要保持延展，不要拱背，脖颈放松，避免僵直。

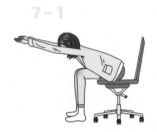

7-1

坐在椅子上，坐骨用力向下，脊柱向上延展，双肩放松，腹部微收。呼气，收紧腹部，上半身向前弯曲，手臂伸直。

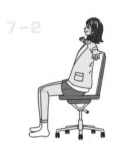

7-2

吸气，坐直，双臂侧平举，向两侧延展，锁骨展开。

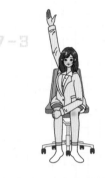

7-3

呼气，收紧腹部，左手放在右腿上，身体向右侧扭转，右手向上伸展。保持3~5秒，换另一侧。

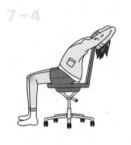

7-4

双脚用力向下推地，吸气，脊柱延展，双手放在后脑勺；呼气，收紧腹部，上背部靠在椅背上，头部后仰，身体向后弯。

练习次数：1~2次

难度系数：★ ★

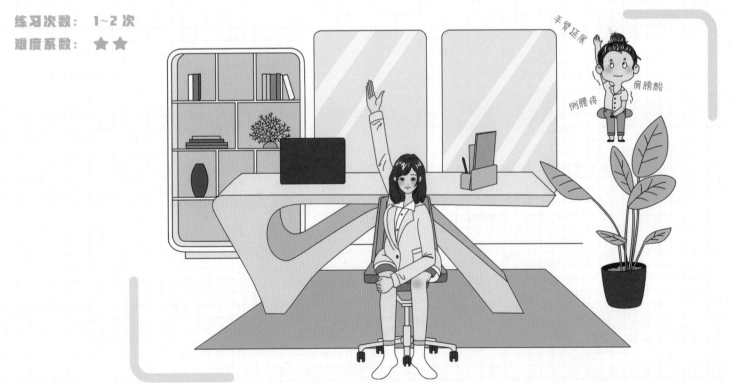

手臂延展

侧腰疼

肩膀酸